Anne van Stappen
Catherine Blondiau

Caderno de exercícios de Comunicação Não Violenta® com as crianças

Prefácio de Dra. Catherine Gueguen
Ilustrações de Jean Augagneur
Tradução de Maria Ferreira

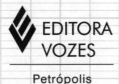

EDITORA VOZES
Petrópolis

© Éditions Jouvence S.A., 2017
Chemin du Guillon 20
Case 1233 — Bernex
http://www.editions-jouvence.com
info@editions-jouvence.com

Tradução do original em francês intitulado
Petit cahier d'exercices de Communication NonViolente® avec les enfants

Direitos de publicação em língua portuguesa — Brasil: 2020, Editora Vozes Ltda.
Rua Frei Luís, 100 25689-900
Petrópolis, RJ
www.vozes.com.br
Brasil

Todos os direitos reservados. Nenhuma parte desta obra poderá ser reproduzida ou transmitida por qualquer forma e/ou quaisquer meios (eletrônico ou mecânico, incluindo fotocópia e gravação) ou arquivada em qualquer sistema ou banco de dados sem permissão escrita da editora.

CONSELHO EDITORIAL

Diretor
Volney J. Berkenbrock

Editores
Aline dos Santos Carneiro
Edrian Josué Pasini
Marilac Loraine Oleniki
Welder Lancieri Marchini

Conselheiros
Elói Dionísio Piva
Francisco Morás
Gilberto Gonçalves Garcia
Ludovico Garmus
Teobaldo Heidemann

Secretário executivo
Leonardo A.R.T. dos Santos

Editoração: Leonardo A.R.T. dos Santos
Projeto gráfico: Éditions Jouvence
Arte-finalização: Sheilandre Desenv. Gráfico
Revisão gráfica: Fernando S.O. da Rocha
Capa/ilustrações: Jean Augagneur
Arte-finalização: Editora Vozes

PRODUÇÃO EDITORIAL
Aline L.R. de Barros
Marcelo Telles
Mirela de Oliveira
Otaviano M. Cunha
Rafael de Oliveira
Samuel Rezende
Vanessa Luz
Verônica M. Guedes

Conselho de projetos editoriais
Isabelle Theodora Martins
Luísa Ramos M. Lorenzi
Natália França
Priscilla A.F. Alves

ISBN 978-85-326-6499-0 (Brasil)

ISBN 978-2-88911-815-1 (Suíça)

Este livro foi composto e impresso pela Editora Vozes Ltda.

Dados Internacionais de Catalogação na Publicação (CIP)
(Câmara Brasileira do Livro, SP, Brasil)

Stappen, Anne van
 Caderno de exercícios de Comunicação Não Violenta® com as crianças / Anne van Stappen, Catherine Blondiau ; prefácio de Catherine Gueguen ; ilustrações de Jean Augagneur ; tradução de Maria Ferreira. — Petrópolis, RJ : Vozes, 2020. — (Coleção Praticando o Bem-estar)
 Título original: Petit cahier d'exercices de communication nonviolente avec les enfants
 Bibliografia.

 5ª reimpressão, 2024.

 ISBN 978-85-326-6499-0

 1. Comunicação — Aspectos psicológicos 2. Comunicação interpessoal em crianças I. Blondiau, Catherine. II. Gueguen, Catherine. III. Augagneur, Jean. IV. Título. V. Série.

20-34909　　　　　　　　　　　　　　　　　　　　　　　CDD-153.6

Índices para catálogo sistemático:
 1. Comunicação não violenta : Psicologia　　153.6
Cibele Maria Dias — Bibliotecária — CRB-8/9427

Prefácio

As neurociências afetiva e social confirmam as intuições de Marshall Rosenberg, o criador da comunicação não violenta (CNV). Elas mostram que uma relação empática e benevolente com uma criança se revela a condição fundamental para permitir que seu cérebro evolua em ótimas condições.

Todo ser humano sonha em ser compreendido e em poder expressar seus sentimentos, emoções e desejos profundos. Esse sonho, graças à CNV, pode ser oferecido às nossas crianças.

Quando um dos pais pratica a CNV, ele compreende melhor seus próprios sentimentos e os do outro. Ele não critica mais e sabe regular os conflitos ao ajudar cada criança a expressar sua experiência, por meio de uma escuta afetuosa. Sabe dizer não diante de um comportamento inadequado, mesmo compreendendo aquilo que estimula a criança.

Quando uma criança aprende a CNV, ela se desenvolve, expressa sua experiência, se compreende melhor e também os outros. Sabe dizer não à violência, não precisa mais mostrar que é a mais forte ou desvalorizar o outro. Pelo contrário, ela sente prazer em cooperar e até se torna a protetora daquela que sofre humilhações. Uma criança feliz, não estressada, é motivada, tem vontade de aprender, de compreender, de empreender e de criar.

Dra. Catherine Gueguen
Pediatra, autora de Pour une enfance heureuse
[Para uma infância feliz] e Vivre heureux avec son enfant
[Vivendo feliz com seu filho].

Ser pai, mãe, educador, professor, uma brincadeira de criança?

Colocar filhos no mundo, amá-los, acompanhá-los em sua evolução, transmitir-lhes preceitos e ensinamentos destinados a apoiá-los em sua vida é para muitos de nós a coisa mais bela do mundo e, ao mesmo tempo, a aventura mais delicada de ser bem conduzida.

Nela engajamos coração, fé, esperança, e, embora isso ofereça tesouros que dão sentido à nossa existência, também é preciso reconhecer que muitas vezes ficamos sobrecarregados, irritados, impotentes porque desprovidos de meios de educação ou de gestão das dificuldades encontradas.

Ainda assim, nos esforçamos para dedicar o melhor de nós mesmos às crianças que estão em nosso caminho, às vezes para além de nossos limites. Ora tudo nos sorri, ora enfrentamos desafios que nos parecem injustos e incompreensíveis em relação ao amor que dedicamos às nossas crianças.

Em poucas palavras, a vida ao lado desses seres em crescimento nos "sacode" e, às vezes, nos faltam recursos para poder desempenhar plenamente nosso papel de pais ou de educadores.

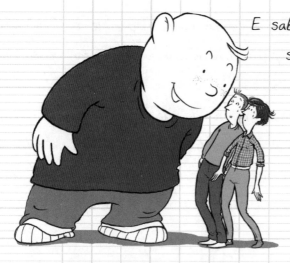

E sabendo que, constantemente solicitados, a qualquer hora do dia ou da noite, nossa paciência e nosso amor incondicionais são severamente postos à prova: **Senhora, sua filha está doente, pode vir buscá-la na escola? Senhor, esta manhã meus pais tiveram de sair e acabei não comendo...**

E somos nós que temos de lidar com tudo isso, muitas vezes às pressas, qualquer que seja nossa ocupação.

Além disso, somos confrontados com comportamentos surpreendentes e irritantes, de forma que, exasperados, algumas vezes pensamos: essa criança está propositalmente testando meus limites!

Assim, com pouco vocabulário ou estratégias para enfrentar tranquilamente nossas muitas vidas, algumas vezes perdemos o essencial, a saber: saborear e tecer o lado humano do nosso relacionamento com uma criança.

Diante desses desafios, a comunicação não violenta (CNV) é um recurso privilegiado para simplificar e embelezar nossa vida de pais ou de professores.

Este caderno oferece meios de desenvolver uma máxima benevolência nos relacionamentos com os jovens, a fim de estimular uma harmonia relacional benéfica para todos, bem como um ótimo desenvolvimento da criança nos planos afetivo e emocional.

Se você ainda não conhece a CNV, leia o caderno de exercícios da CNV publicado pela Editora Vozes para se familiarizar com os principais conceitos desse processo.

Este caderno de exercícios é para as crianças de até 12 anos.

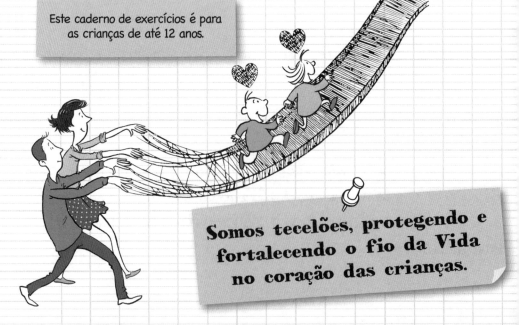

Somos tecelões, protegendo e fortalecendo o fio da Vida no coração das crianças.

As noções básicas da CNV

A CNV é uma maneira de pensar que nos convida a um constante questionamento sobre o que está profundamente Vivo dentro de cada pessoa. Ou seja, por um lado, o que é experimentado no momento: sentimentos, emoções ou sensações físicas, e, por outro lado, o que é desejado: aspirações ou **necessidades**[1], para depois estabelecer uma relação com o outro a partir da conscientização e do respeito pelas respectivas aspirações. Este espaço é sagrado porque a conscientização sobre as necessidades de cada um e o reconhecimento sincero de sua legitimidade é uma fonte de humanidade, de autenticidade, de sentido e de harmonia. Comum a todos os seres humanos, ele favorece a compreensão entre eles: de fato, todos temos as mesmas necessidades, sejam quais forem nossas origens, nossa tradição, nossa cor de pele, nossa filosofia de vida. Assim, todos nós precisamos de amor, diversão, relaxamento, nutrição, segurança, esperança para o futuro, liberdade de escolha, contribuição para a vida etc.

Com base nessa conscientização das experiências e das aspirações, a CNV oferece uma maneira de se expressar em 2 subdivisões e em 4 etapas que melhor atestam nossa conscientização de uma humanidade comum entre os seres.

As 2 subdivisões são a própria pessoa e o outro. Isso significa que ora a decisão é ficar **sozinho** e se ouvir ou se expressar, em termos de sentimentos e de necessidades, ora

Nota
[1] - Na CNV, a palavra "necessidade" significa: aspiração, desejo, sonho, valor, qualidade de vida.

é ficar com o outro e ouvi-lo, tentando perceber e acolher seus sentimentos e suas necessidades.

As 4 etapas são:
1) Observação neutra dos fatos, sem lhes acrescentar exagero, distorção ou avaliação.

2) Identificação de sentimentos e sensações. Dependendo do contexto, estes serão ou nomeados, ou apenas identificados, a fim de descobrir as necessidades das quais decorrem.

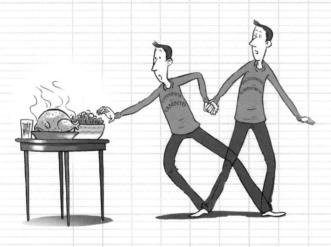

3) Formulação das necessidades que originam os sentimentos e as sensações identificados. De fato, uma experiência não cai do céu. Uma experiência encontra sua fonte em uma necessidade, satisfeita ou não.

Exemplos
➡ Seu filho está pronto para ir à escola 20 minutos depois do horário combinado, você fica contrariado porque suas necessidades de respeito aos compromissos e à precisão não estão satisfeitas.
➡ As camisas do seu filho de 11 anos cheiram a tabaco, você o questiona sobre isso e ele admite que está fumando... Você se preocupa porque precisa preservar a saúde dele e também

se tranquiliza porque sua necessidade de sinceridade está satisfeita.

4) Pedido (consulte os 6 critérios na página 38):
No primeiro exemplo: O que você acha de reservarmos um momento para que me explique por que não respeitou o compromisso que assumimos?
No segundo exemplo: O que você acha de explorarmos juntos a razão de você fumar com seus amigos?
Em um pedido, o primeiro objetivo é privilegiar a conexão e não a solução.

> *Privilegie a conexão e a solução chegará até você!*
> **Marshall Rosenberg**

Graças a esta gramática, esclarecemos as experiências e as aspirações de todos, a fim de encontrar cada um naquilo que está vivendo de essencial aos seus próprios olhos. Disso resulta um máximo de harmonia, pois, quando alguém recebe um reconhecimento sincero de suas necessidades, essa pessoa se acalma e se abre para os outros.

Além disso, a conscientização das necessidades de todos permite considerar quais ações concretas devem ser tomadas para servir melhor e de forma equivalente as respectivas aspirações em uma determinada situação.

Outra consequência da CNV – fundamental segundo nossos valores – é despertar nossa consciência. Sua prática constante age gradualmente sobre nós como uma **ioga da relação**; ela nos transforma, nos torna firmes, autênticos e estáveis, abre nosso coração e desenvolve nossa paciência, aumentando nossa compreensão de cada um e de nós mesmos.

Com efeito, se, por exemplo, alguém nos "suga", nos irrita, nos decepciona, não é fácil vê-l(d.a) como um ser humano, habitado por sentimentos e necessidades. Nossa tendência natural é criticar, recriminar etc. É então que a prática da CNV se mostra difícil, mas essencial!

➡ Quando, em silêncio, exploramos o que é vivido em nós e procuramos aquilo que desejamos, isso se chama **autoempatia**; esta nos acalma, clarifica a mente e nos devolve a energia nos casos em que ela diminuiu.

➡ Quando expressamos o resultado de nossa reflexão autoempática a alguém, isso se chama **assertividade** ou expressão autêntica do que vivemos interiormente.

ESTOU PRATICANDO

➡ Quando tentamos perceber e entender as experiências e as aspirações do outro, isso se chama empatia.

Para ilustrar de maneira lúdica as várias atitudes relacionais, Marshall Rosenberg escolheu dois animais: a girafa e o chacal.

A **girafa** porque, de todos os mamíferos terrestres, ela é o animal com o maior coração; ela simboliza o fato de que, na CNV, tentamos manter nosso coração aberto, especialmente nas situações em que gostaríamos de fechá-lo. E também porque o comprimento do pescoço dela atesta a capacidade de dar um passo para trás e de ver o quadro geral que, graças à prática da CNV, conseguimos gradualmente adotar em qualquer situação, mesmo complexa.

Quanto ao **chacal**, ele foi escolhido por sua tendência a latir, morder ou refugiar-se em seu esconderijo diante da menor inquietação!

Ele simboliza certas formas de violência relacional. Do ponto de vista da CNV, há violência sempre que alguém se distancia de sua humanidade ou da do outro; isso vai da gritaria à violência física, passando pelas frases mortais que lançamos quando saímos dos trilhos ou ainda pelo silêncio pesado que revela tudo de ruim que pensamos do outro... Infelizmente, é o apanágio dos modos de comunicação que nos impregnaram por milhares de anos.

No século XVI, foram até mesmo inventadas máquinas de chicotear crianças para educá-las, pois acreditava-se que fazê-las sofrer as faria pensar e amadurecer...

Por milênios, o ser humano foi prioritariamente condicionado a lutar, a fugir ou a ficar parado diante de qualquer situação considerada perigosa. Isso está profundamente enraizado em nós, por meio do nosso cérebro arcaico.

Por brincadeira e para a leveza deste texto, decidimos nomear **atitude girafa** a maneira de ser que consiste em incorporar constante e pacientemente a consciência CNV em seus relacionamentos.

Antes de começarmos, vamos abordar dois temas essenciais no campo da educação: **o sistema de punições e recompensas** e a **intenção educativa**.

O sistema de punições e recompensas

É preciso admitir: a maioria de nós foi educada e ainda educa as crianças de acordo com um sistema de punições e recompensas, no qual se é recompensado quando se age corretamente e punido quando se erra!

A criança sujeita a esse sistema tenderá a se conformar às expectativas dos adultos para ser aceita ou amada, pelo desejo das recompensas ou pelo medo das repreensões, mais do que por uma escolha baseada na escuta de suas experiências e necessidades do momento. Assim, nesse sistema, uma criança só é gentil para evitar uma punição ou para ser recompensada e amada. O que é lamentável, pois ela se concentra naquilo que pensam ou esperam dela, em vez de se perguntar sobre seus sentimentos e suas aspirações.

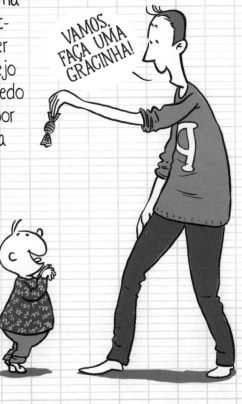

Antes de prosseguir, é necessário tomar consciência de nossa relação com o sistema de punições e recompensas.

Primeira etapa:
Reflita sobre sua própria educação

Será que cresci em uma família ou frequentei lugares em que se praticava o sistema de punições e recompensas?

....

Se você respondeu "sim" a essa pergunta, anote:
➡ Uma punição da qual você foi o objeto

....

➡ Seus sentimentos, depois disso

....

➡ Suas necessidades, (in)satisfeitas, durante essa punição

....

➡ As marcas que isso eventualmente deixou em você

....

➡ Será que teria preferido ser tratado(a) de outra forma e, se sim, de qual e por quê?

....
....

Reflexões de um menino de 2 anos:

Você sabe, mamãe, as punições e recompensas são para os cachorros. Se vou buscar o pão e você me dá uma bala, tenho a impressão de que sou um cachorro. E, quando faço algo errado e vocês não me punem, isso não é bom, pois na verdade preciso sobretudo de apoio!

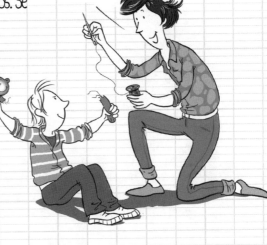

Se você pratica as punições e recompensas, responda a essas questões a partir de suas respostas anteriores:

➜ Em que circunstâncias eu opto por essa solução?
....

➜ Será que explorei outras maneiras de fazer?
....

➜ Será que medi as consequências desse sistema educativo, a curto e a médio prazo?
....
....

Segunda etapa:
a introspecção, para medir a dimensão

➡ Descreva uma situação em que você puniu uma criança, usando palavras claras para a punição e para a reação da criança.

....
....

➡ Anote as experiências desagradáveis e as necessidades insatisfeitas que o(a) levaram a punir; acolha-as com lucidez e com benevolência.

....
....

➡ Anote as experiências e as necessidades experimentadas em consequência dessa punição, por você e pela criança, se você as conhecer.

....
....

➡ Suas experiências e necessidades:

....
....

➡ Experiências e necessidades da criança:

....
....

➜ Você considera que a punição foi eficaz? A criança adotou o comportamento que você desejava? Sem considerá-lo(a) rigoroso ou se fechar em si mesma depois?
....
....

➜ Você acha que essa estratégia serviu suas aspirações profundas? Se sim, quais?
....
....

➜ Com que frequência você usa as punições e recompensas?
....
....

➜ Assinale as frases que evocam sua experiência e complete:
○ Não vejo como fazer de outra forma.
○ Recorro a ela quando estou vulnerável, fora de mim, diante do comportamento de uma criança.
○ Recorro a ela quando estou cansado.
○ Outros.

O essencial é termos consciência de nossos modos de funcionamento, sem nos julgarmos, pois todo julgamento acabará reforçando essas nossas tendências em vez de nos libertar delas.

As intenções educativas da atitude girafa

A benevolência consigo mesmo(a)

Um pai/mãe/educador girafa sabe que não terá os meios de cuidar bem do outro se não cuidar bem de si mesmo(a); ele(a) se dá, portanto, a autoempatia necessária e, se não tiver os meios, pede que seu entorno d(a) escute. O objetivo dessa atitude é dinamizar sua benevolência para com o outro.

Como você irá descobrir, a CNV é fácil de compreender, mas difícil de integrar! Em nossa relação com uma criança, cheia de espontaneidade e de energia, e a quem nós nos impomos ensinar tudo, é ainda mais árduo e somos constantemente provocados.

Portanto, é vital escutar nosso ritmo e dar nossos pequenos passos em nossa relação conosco primeiro e com as crianças depois.

Anote 3 passos destinados a cuidar de VOCÊ, passos que lhe fariam um bem tão grande que, por consequência, eles estimulariam sua disposição para cuidar bem das crianças com as quais convive. Anote os sentimentos, as sensações que cada passo lhe ofereceria, bem como as necessidades que ele satisfaria.

Exemplo
Toda semana caminho sozinho por uma hora na natureza.
Sentimentos: relaxamento, alegria, dinamização de minha energia.
Necessidades: conexão comigo mesmo(a) e com a natureza, beleza, revigoramento.

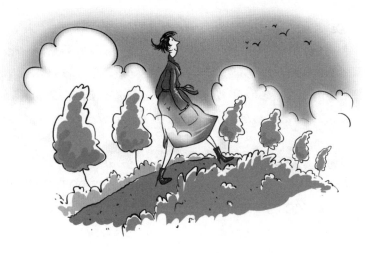

A partir de agora, eu escolho **3 ações**
a)..
b)..
c)..
Experiências que essas 3 ações engendraram
a)..
b)..
c)..
Necessidades satisfeitas por essas ações
a)..
b)..
c)..

A conscientização humilde
De seus condicionamentos e crenças

Um pai/mãe/educador girafa identifica o que influencia de maneira negativa e muitas vezes inconsciente seus modos educativos. Para isso, realiza um trabalho de introspecção a fim de conhecer o que, em seu condicionamento, sua educação, sua história pessoal, pode comprometer a harmonia ou a leveza de suas mensagens às crianças.

De suas feridas de infância

Nossas feridas deixam em cada um de nós marcas que impactam nossas reações com nosso entorno. Uma atitude girafa implica reservar um tempo para cuidar delas, principalmente com a ajuda de um acompanhamento terapêutico.

De coração aberto para cada criança

Um *pai/mãe/educador* reserva um tempo para se ligar de coração a coração com a criança antes de tentar educá-la porque ele apoia seu papel na benevolência incondicional: eu (a) amo porque você é você!

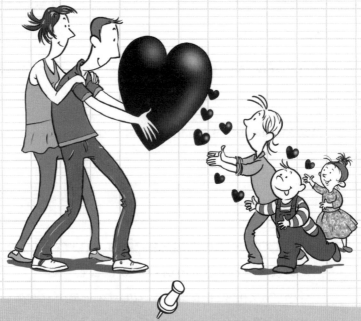

Identifique um de seus condicionamentos/crenças que influenciam seu relacionamento com as crianças e do qual você acha que seria benéfico se desfazer.

Exemplo

Durante sua infância você foi persuadido(a) de que tinha de ser brilhante na escola e você se convenceu disso. Isso o(a) torna exigente quanto aos resultados acadêmicos de seus filhos. Para você, 8 é a nota mínima que eles têm de obter. No entanto, sem essa crença, o clima seria mais descontraído e você estaria mais em sintonia com eles, levando em consideração a própria maneira deles de aprender e planejar seus estudos, sem focar tudo nos resultados.

Pergunte-se:

➥ De onde vem esse meu condicionamento?

....

➥ Qual o papel dele em minha relação com as crianças com as quais convivo?

....

➥ Se não tivesse esse condicionamento, o que aconteceria?

....

....

➥ Agradeça sinceramente aquilo ou aquele/aquela que está na origem de seu condicionamento pelo benefício que isso trouxe à sua existência e em seguida escreva e repita em voz alta:

A partir de agora, escolho, fora da influência de minhas antigas crenças e hábitos, aquilo que me parece mais justo e amoroso para cada um.

Observe-se durante as semanas seguintes, a fim de clarear o que poderia ser suavizado ou transformado em você e pergunte-se ao menos uma vez por semana que ato permitiria atenuar esse aspecto de si mesmo(a).

Exemplo

Quando sinto crescer em mim a vontade de gritar com meus filhos, eu me acalmo com 6 respirações profundas.

Experiências esperadas: calma, relaxamento, centralização.

Necessidades: descompressão, reconexão com a minha benevolência, clareza de espírito.

Exercício

➤ Escolha um aspecto seu para atenuar ou abandonar.

....
....

➤ Experiências esperadas se isso acontecer.

....
....

➤ Necessidades satisfeitas

....
....

➤ Ato concreto a adotar

....
....

A equidade para com cada criança

As necessidades das crianças são consideradas como equivalentes umas em relação às outras e em relação às dos adultos.

Exemplo
Se você, como pai ou mãe, deseja ser ouvido(a), levará em consideração da mesma maneira a necessidade de escuta do seu filho

Parece óbvio quando falamos sobre isso quando estamos calmos; mas, no calor do momento, não é tão fácil de realizar!

Um educador girafa dá o mesmo valor a todo ser humano, mesmo que nem todos sejam iguais. A partir daí, em família ou na escola, nos esforçamos para cocriar um mundo de compreensão mútua e de igual consideração de cada um. Estamos longe das noções de superior/inferior, bem/mal, verdadeiro/falso, certo/errado, e isso permite que cada criança desenvolva

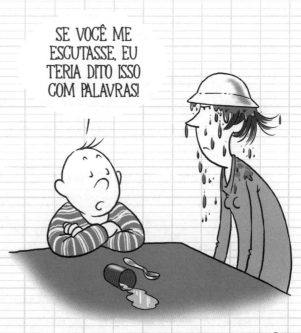

plenamente seu potencial, na confiança que tem em seu valor e no fato de ser digno de interesse e de amor.

Então, de acordo com os contextos, alguns protagonistas têm, mais do que outros, a responsabilidade de tomar decisões, mas, como são tomadas na consciência da equivalência entre todos, elas são muito menos fonte de revoltas, de frustrações, de ressentimentos etc.

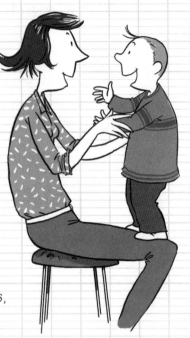

A compreensão da humanidade de cada um

Trata-se de compreender as necessidades de uma criança, mais do que satisfazê-las ou deixá-las fazer o que bem entendem!
Para tanto, nos perguntamos: **Quais são as necessidades da criança e quais são as minhas?**

O uso protetor da força

A força é usada apenas para proteger e nunca para punir ou coagir alguém, com a desculpa de que achamos que ele fez algo errado.
Na lista a seguir, assinale o que para você caracteriza o uso protetor da força.

Na atitude girafa, usamos a força para:
1. Punir.
2. Ensinar a uma criança que ela agiu errado.
3. Impedir que uma criança se prejudique.
4. Impedir que uma criança prejudique.
5. Preservar um clima seguro.

Sim às perguntas 3, 4, 5; não às perguntas 1 e 2.

O vínculo evidente com os valores do pai/mãe/educador

Um educador girafa se pergunta quais são os valores humanistas que ele deseja encarnar e transmitir.

Pense em seus valores, escreva-os e coloque esta lista em um local por onde você sempre passa: escolha palavras como: **benevolência, cooperação, confiança, alegria, leveza, compreensão, disciplina, paciência** etc.

....
....
....
....
....
....
....
....

Alguns meios e princípios de transmissão da CNV às crianças

O acesso pela brincadeira

Brincar com as crianças tem um efeito antiansiedade, desenvolve o cérebro e o equilíbrio geral, e ainda nutre sua necessidade de amor.

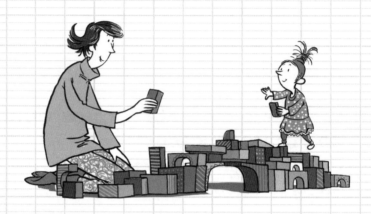

Este caderno propõe brincadeiras para a prática da CNV com crianças, a fim de pouco a pouco torná-las conscientes das experiências e das necessidades de cada uma, começando pelas suas próprias. Após cada atividade, perguntem-se o que esse exercício lhes trouxe. Isso fortalecerá a conexão entre todos.

Para meditar

Na Finlândia, país onde as crianças têm os melhores resultados escolares do mundo, os alunos do último ano do ensino médio têm só atividades lúdicas, sociais ou criativas à tarde! Então vamos brincar muito, principalmente com os mais novos!

A atenção ao ritmo da criança!

Para tanto, faça com que a criança assimile pouco a pouco os conceitos básicos: com as crianças menores, começamos pela descoberta das emoções básicas, e gradualmente adicionamos novas emoções (cf. "Sensações e sentimentos", A prática das 4 etapas, p. 30).

O acesso pelo corpo

O corpo é a porta de entrada para o que acontece em nós. A pergunta Como estou me sentindo? pede então que a atenção se volte principalmente ao corpo e a senti-lo por dentro. Isso se aprende com treino e repetição, porque poucos de nós são capazes de identificar imediatamente todas as sutilezas de suas sensações corporais.

> **As seguintes propostas não devem ser praticadas nos momentos de desafio, para que em uma crise isso seja integrado e, portanto, aplicado com maior facilidade.**

As sensações: onde, o quê, como?

Contração/relaxamento

Explore junto com a criança sensações de contração e de relaxamento no corpo.

Posição
De pé, deitado ou sentado.
Exercício
Cerre os punhos, as nádegas, encolha a barriga, estique os braços. Segure por 5 segundos. Depois relaxe até ficar mole como uma boneca de pano. Faça isso várias vezes.
O que cada um sentiu durante as contrações e relaxamentos?

....

Massagem
Massageie a criança nos ombros e nas costas e depois pergunte-lhe:
Como está se sentindo após esta massagem?

....

Há um toque de que você mais gostou do que outro?

....

Como é para você quando há mais pressão em seu corpo? Menos pressão?

....

Outros

....

Diferenças de temperatura
Esfregue as mãos até que estejam quentes. Coloque-as a 1cm do rosto da criança e pergunte-lhe:
Qual é a sensação?

....

Proponha à criança que faça essas brincadeiras com seus amigos.

Respiração
Imite uma respiração profunda com uma marionete: como ela, a criança inspira lentamente e depois deixa suavemente o ar sair pelo nariz.
Peça-lhe que sinta sua barriga inchar e esvaziar, como um balão.
Em seguida, deite a criança e coloque a marionete sobre a barriga dela, enquanto ela inspira e expira profundamente. Sua barriga sobe e desce, a marionete também.
Por fim, pergunte-lhe:
Como você se sente depois de respirar junto com a marionete?

Para auxiliar esse aprendizado, primeiro confeccione marionetes junto com as crianças... como, por exemplo, uma girafa com um pescoço elástico! Isso tornará o processo concreto e visual. Um pescoço de girafa comprido demonstra um bom recuo em relação a uma situação e um pescoço curto indica que estamos prestes a reagir negativamente!

Material: uma meia de cano longo, pedaços de tecido ou tinta para as manchas da girafa, olhos de plástico para colar... deixe a sua criatividade se expressar completamente!

Utilização: a criança coloca a mão no pé da meia; o cano da meia é arregaçado até próximo ao punho. À medida que o processo avança, o cano da meia é desenrolado até o cotovelo da criança, o que alonga o pescoço da girafa e simboliza a assimilação da CNV, o conhecimento dos sentimentos e das necessidades de cada um.

Exercício de vivência para todos, dirigido aqui aos adultos

Conhecer bem seu corpo e suas reações é essencial para todos, para não reagir sem pensar.

Na próxima vez que a tensão aumentar, observe e sinta o que você está vivenciando; exemplos: **meu corpo se contrai, minha respiração fica bloqueada, minhas bochechas esquentam etc.**

Nesse caso, se possível, saia da sala e por um momento procure respirar longamente várias vezes, soprando pela boca, pés ancorados no chão; acolha com benevolência essa parte de você que está perdendo a paciência e que gostaria de viver coisas mais simples.

Observe como você se sente em geral, após essas respirações e esse acolhimento de si mesmo(a).

A prática das 4 etapas
Observação
Uma observação descreve o que vemos e ouvimos, nada mais! Pense em uma câmera que captura imagens e sons.

Exercício
Transforme um julgamento começando por uma observação. Escreva-a e depois a leia em voz alta, conscientizando-se de sua postura, do tom de voz, do olhar etc. Isso indicará se você está realmente observando...

Exemplo
Julgamento: Você não cuida de suas roupas!
Observação: Estou vendo um furo na sua calça que não estava lá esta manhã.

Sua vez!
Seu julgamento
....
....

Sua observação
....
....

Brincadeira para exercer observação

Construam juntos uma câmera de papelão.

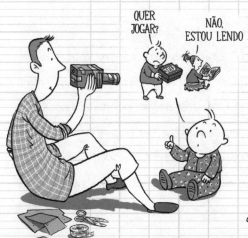

Sugira que a criança conte uma situação difícil vivenciada durante o dia e expresse um julgamento que a resuma. Filme-a. Em seguida, anote o que ela vivenciou e seu julgamento e, em um segundo momento, represente a cena diante da câmera que a criança está segurando, como se você fosse o ator. Ela olha e descreve o que vê você fazendo e o que ouve você dizer.

Exemplo: Julgamento: *Eva não foi legal!*
Observação: *Eva se recusou a brincar comigo e continuou lendo seu livro.*

Sensações e sentimentos
Integração por meio de um jogo de cartões
Monte um jogo de cartões com diversas experiências: desenhe, pinte, recorte e plastifique os cartões para que você possa usá-los nos momentos de prática.

Com as crianças menores, desenhe cartões muito simples, para captar as emoções básicas: alegria, tristeza, medo, raiva, nojo. Deixe a criança enfeitá-los como quiserem. Pouco a pouco, ao longo da prática, enriqueça o conjunto das experiências. Com as crianças maiores, crie um conjunto o mais amplo possível, levando em consideração os sentimentos que mais têm a ver com elas, em função da personalidade, do caráter...

Integração pelo desenho
Em uma folha grande de papel, peça que a criança desenhe um corpo sobre o qual ela colocará etiquetas nomeando suas sensações no lugar em que ela as sente. Peça-lhe para completar o rosto com a expressão de sua experiência no momento. Ela vai descobrir que pode experimentar várias sensações ao mesmo tempo: ela tem dor no dedão, seu nariz coça, tem calor e se sente cheia de energia.

Integração por meio de objetos, de bichinhos de pelúcia

Em uma caixa que vocês enfeitaram juntos, reúna objetos, animais, personagens... encontrados entre os brinquedos de seus filhos.

Proponha que peguem na caixa um objeto que represente sua experiência.

Mostre o exemplo:
Sinto-me uma tartaruga, *para* estou lento.
Sou como uma pena, *para* me sinto leve.
Sinto-me palhaço, *para* estou a fim de fazer graça.

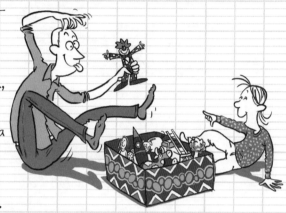

Expressão pela música

Algumas crianças mostrarão mais facilmente seus sentimentos por meio da música ou de uma canção. Proponha que escolham uma canção que ilustre sua experiência. E até sugira que elas a cantem!

Necessidades

As necessidades representam o diamante da CNV. De um lado, porque a sua simples identificação nos tranquiliza, e, de outro, porque torna-se então possível escolher estratégias para tentar satisfazê-las. Uma criança que identifica suas necessidades ganha em autonomia e em poder pessoal. Isso a ajuda a tomar as rédeas de sua vida, a partir de SUAS aspirações e não a partir do ponto de vista, do desejo ou das ordens de alguém mais velho.

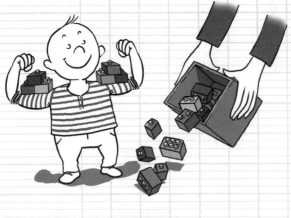

É melhor transmitir a uma criança algumas ferramentas para que ela se torne forte e autônoma em vez de educá-la de uma forma que ela nem conheça nem explore suas aspirações profundas.

Há vários estudos demonstrando que uma criança à qual ensinamos a se conectar com suas experiências e aspirações desenvolve melhor múltiplas capacidades, como a memória, a capacidade de reflexão, a criatividade, a estabilidade emocional etc.

Identificar as necessidades

Crie junto com a criança seu conjunto de necessidades (listas)

Reúna objetos que representam necessidades: Uma bola para a necessidade de brincadeira, um conjunto de panelinhas e fogão para a necessidade de alimento, um bichinho de pelúcia para a necessidade de carinho etc.

Com as crianças menores, coloque alguns cartões de necessidades dentro de um macacão-pijama. Quando estiver com ela, proponha que pegue um dos cartões que estão dentro do macacão-pijama para expressar sua necessidade. Ela vai escolher até encontrar o cartão que ressoe com sua necessidade do momento. Isso é muito poderoso para ajudá-la a se desenvolver, se conhecer e ousar ser ela mesma.

Exemplo

Ela tira o cartão **descanso**. Se não for isso, ela o diz e escolhe outro cartão. Se tirar o cartão **brincadeira** e já for noite, certamente podemos apostar que ela lhe dirá: **sim, é isso!** Nesse momento, é importante reconhecer que ela tem essa necessidade, sem obrigatoriamente satisfazê-la...

VAMOS BRINCAR?

Desenvolver a consciência de que todos nós temos as mesmas necessidades

Material: uma folha grande e marcadores/lápis de cera.

Desenhem juntos um planeta, com seus continentes e seus habitantes; anotem sobre ele as várias necessidades repertoriadas junto com as crianças: amor, brincadeira, descanso, liberdade, alegria, atenção, aventura...

Escreva no alto da página: Em todo mundo, todos os seres humanos têm as mesmas necessidades!

Agora, retome o exercício da página 31, para completá-lo com seus sentimentos e necessidades.

Exemplo
Julgamento: Você não cuida de suas roupas
➜ Quando vejo em sua calça um furo que não existia hoje cedo, me preocupo com sua segurança na escola e me sinto frustrado porque preciso que suas roupas sejam cuidadas.

Sua vez!
Você parece um porco comendo!
Observação

....

Sentimentos

....

Necessidades

....

Sempre preciso repetir 10 vezes a mesma coisa!
Observação

....

Sentimentos

....

Necessidades

....

Transformar um julgamento sobre si mesmo(a)

Exemplos
→ Estou sempre gritando com meus filhos
→ Não brinco o suficiente com eles...
→ Sou uma mãe/um pai coruja...

Quando vejo que eu
....

Sinto-me
....

Porque desejo
....
....

Transformar um julgamento sobre uma criança

→ Ela é preguiçosa!

Quando vejo, ouço
....

Sinto-me
....

Porque desejo
....
....

Como você se sente após essas traduções? Quais são as diferenças corporais e emocionais em você, dependendo se está expressando um julgamento ou se está se conectando com seus sentimentos e necessidades?

Pedido

O pedido considerado sob o ângulo da CNV reúne **6 critérios**: é viável, formulado de maneira positiva, é concreto, envolve uma pessoa (você mesmo(a) ou o outro, dependendo se é feito a si mesmo(a) ou a alguém), deixa à escolha e é feito no presente.

Estes dois últimos pontos são essenciais com os jovens.

Se fazemos um **pedido**, deixamos **realmente** a escolha para a criança e, portanto, não estamos exigindo! Isso será benéfico a longo prazo, porque uma criança que sente que existe como uma pessoa inteira se desenvolve melhor, tem mais autoconfiança e assume a responsabilidade desde a mais tenra idade diante de suas escolhas e de suas consequências. Dito isso, se não deixarmos que a criança escolha, nosso pedido se tornará de fato uma exigência... O que se pode conceber de tempos em tempos, como nas emergências, mas que será contraproducente a longo prazo. De fato, as exigências repetidas implicam que, ao longo dos anos, para obter o grau de obediência desejado, teremos de aumentar nosso nível de coerção.

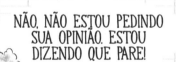

NÃO, NÃO ESTOU PEDINDO SUA OPINIÃO. ESTOU DIZENDO QUE PARE!

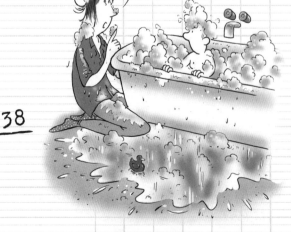

Além disso, se uma criança nos **obedece** sob coação, nunca saberemos o que motiva sua submissão ou o que ela faz assim que viramos as costas!

Em resumo: **Para ser coerente com a filosofia da CNV, quando exigimos, dizemos claramente o que queremos e não disfarçamos sua exigência em pedido!**

Na CNV, consideramos que é mais apropriado fazer pedidos envolvendo um futuro próximo do que um tempo indeterminado; e depois reiterar esse pedido no dia a dia etc. Isso se origina na consciência de que qualquer pessoa que se comprometa a fazer algo no dia D não será necessariamente capaz de manter seu compromisso ao longo do tempo. Essa maneira de considerar o pedido é particularmente pertinente com as crianças, pois como seu cérebro em desenvolvimento é muito maleável, ela precisa ouvir regularmente, reformulados e renegociados, os compromissos assumidos; isso evita muitos atritos ou desilusões... Agora, transforme uma de suas exigências, a fim de preservar a conexão!

> **Exemplo**
> Não saia de camiseta quando estiver chovendo! Quando você sai na chuva sem a jaqueta de *nylon*, fico preocupada com sua saúde, porque preciso mantê-lo saudável. Você concorda em conversar sobre isso para que eu entenda o que o leva esquecê-lo?
>
> **Retranscreva**
> Sua observação
> ....
> Seus sentimentos
> ....
> Suas necessidades
> ....
> Seu pedido
> ....

→ 90% dos pedidos são pedidos de conexão, nos quais pedimos ao outro para nos dizer algo, o que fortalece a conexão e o diálogo.

→ 10% dos pedidos referem-se a uma ação a ser realizada.

Quanto mais preservamos a conexão, antes da educação ou da resolução de um problema, maior a probabilidade de desenvolvermos um forte vínculo de ser humano para ser humano com a criança, permitindo-lhe se responsabilizar, em vez de se sentir culpada caso diga não ou se force nos casos em que disser sim a contragosto.

Jogo para diferenciar uma necessidade de um pedido

Cada um lê um cartão de necessidade.
E um por um cita uma estratégia para atender a essa necessidade.

Exemplo
Necessidade de diversão
➜ Possíveis estratégias para satisfazê-la: assistir a um filme engraçado, contar piadas, fazer cócegas.

As 4 etapas do processo com um boneco

Material : Folha de desenho, marcadores, tesoura.

As crianças desenham e recortam separadamente 4 partes de um boneco: a cabeça para a observação, o coração para as várias experiências, a barriga para as necessidades, as pernas para o pedido ou ação.
A criança coloca a cabeça do boneco no chão:
O que você viu e ouviu?
Ela coloca o coração abaixo da cabeça:
Como você se sente, em seu corpo e em seu coração?
Ela coloca a barriga abaixo do coração:
Quais são as suas necessidades?
Ela coloca as pernas e os braços:

O que você poderia fazer ou pedir para satisfazer sua necessidade?

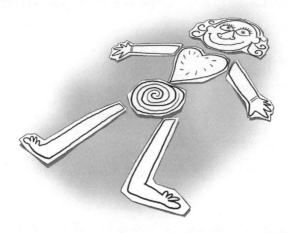

As 4 principais ferramentas da CNV

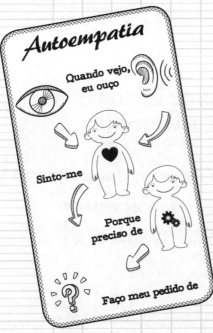

Autoempatia ou escuta silenciosa das próprias experiências e necessidades

Crie com as crianças um cartão de autoempatia

Em caso de emergência, nem sempre temos o tempo ou a capacidade para executar essas 4 etapas. Nesse caso, aqui está uma miniautoempatia de emergência: parar, respirar, acolher sua experiência, *a fim de pelo menos acalmar suas experiências desconfortáveis.*

Escolha uma situação difícil e pratique um relaxamento rápido usando as seguintes etapas:

→ Respiração e observação

→ Sensações e sentimentos

→ E assim que tiver mais tempo, procure:

→ Suas necessidades

→ Seu próprio pedido (que pode incluir o fato de pedir algo a alguém).

Graças à presença no cérebro dos neurônios-espelho[2], as crianças aprendem muito por imitação; assim, um pai/mãe/educador que administra suas emoções com justeza e permanece calmo em suas dificuldades ajuda o cérebro dos jovens a se construir na mesma direção: a criança que vê um adulto se acalmar descobre pouco a pouco como se acalmar.

Assertividade ou expressão consistente e benevolente de si mesmo(a)

A primeira etapa, importante, é ancorar-se em seu corpo antes de se expressar.

Nota
[2] - Os neurônios-espelho são neurônios que apresentam uma atividade não só quando um indivíduo executa uma ação, mas também quando ele observa outro indivíduo executando a mesma ação, daí o termo "espelho".

A posição da montanha nos permite retornar ao corpo e à respiração antes de começar a falar.

De pé, com os pés ligeiramente afastados, cada um sente as pernas, a pélvis, as costas, a coluna vertebral, a cabeça e os braços. Os pés são a base da montanha e a cabeça é o topo. Cada um sente o contato dos pés com o chão e imagina que estes são a base da montanha, firmemente ancorada na terra. Nossa coluna vertebral e nossa cabeça se dirigem ao céu. Fechamos os olhos, somos como uma montanha.

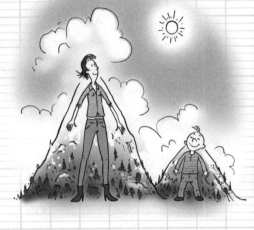

Como você se sente nessa posição?

Crie junto com as crianças um cartão de assertividade
➡ Quando eu vejo, eu ouço
➡ Eu me sinto
➡ Porque eu preciso
➡ Você concordaria em

43

Para ajudar a criança a desenvolver sua assertividade, faça um escudo junto com ela.[3]

Nota
3 - Inspirado nos quatro acordos toltecas.

Quando uma criança interage com outra, que talvez se expresse como um chacal, ela pode ficar confusa ou desanimada. É então essencial ensiná-la a barrar os julgamentos e outras "flechas". **Para isso, você pode criar com ela um escudo de papelão.**

Por trás do escudo, a criança respira profundamente e sente o que está acontecendo em seu corpo e em seu coração; ele impede que os julgamentos a machuquem.

Pratique com ela interpretando várias situações. A criança segura seu escudo e você lhe diz algo difícil de ouvir.

Ela levanta o escudo e começa dizendo **PARE!**

Depois, ajude-a a verbalizar seus sentimentos desconfortáveis e suas necessidades não satisfeitas.

Este jogo, a ser praticado fora dos momentos de desafios, a ajudará a fortalecer sua assertividade e a se sentir em segurança ao mesmo tempo.

A empatia

Ser empático é escutar e tentar compreender e acolher as experiências e as necessidades do outro. Isso é estabelecido antes da primeira palavra. O principal é oferecer à pessoa um espaço benevolente (ou pelo menos neutro!), para que ela se sinta acolhida. Em seguida, nossas palavras lhe mostrarão que a escutamos e a compreendemos. Em geral, essas palavras são parecidas com: **você está se sentindo... porque gostaria de...; é isso?**

Antes de avançar mais na descoberta da empatia, vamos explorar um pouco mais de ciência!

Há muito sabemos que um espírito paralisado pelo medo não consegue escutar nem aprender. Entretanto, há mais ou menos 15 anos, e isso é muito importante para a paz de nosso planeta e para o futuro de nossas crianças, muitos pesquisadores[4] demonstraram que uma escuta benevolente é vital para a construção do cérebro dos jovens e para a maturação de seu equilíbrio emocional.

Tudo o que estressa uma criança dificulta o desenvolvimento de seu cérebro, principalmente ao contribuir para a secreção de moléculas de estresse (cortisol, adrenalina). A secreção prolongada destas impacta negativamente a produção do BDNF (Brain Derived Neurotrophic Factor ou fator de crescimento neuronal), destrói os neurônios em diversas zonas do cérebro ou impede sua multiplicação, interferindo assim no crescimento e no desenvolvimento de diversas partes do cérebro como, por exemplo, o córtex orbitofrontal (estrutura com um papel crucial na capacidade de decisão, na regulação das emoções, no desenvolvimento do sentido moral e da ética, nas capacidades de afeição e de empatia), o hipocampo (centro da memória consciente e do aprendizado) e o corpo caloso etc.

Inspiração:
Dra. Catherine Gueguen

Nota
4 - Catherine Gueguen (França), Allan Schore, Michaël Meaney (Montreal), Martin Teicher (Harvard), Joan Luby (Washington, Saint Louis), Bruce Mac Ewen (Nova York).

Por outro lado, tudo o que induz um clima empático e pacífico permite o desenvolvimento ideal dos circuitos cerebrais da criança (e de seus coeficientes intelectual e emocional), e oferece a todos um ganho de tempo enorme a longo prazo, ao mesmo tempo que cocria a paz.

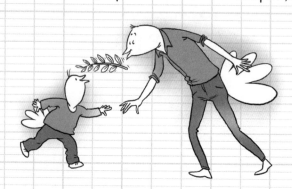

Com essas informações, crie um cartão de empatia com as crianças.

A proximidade, a postura, a aparência, o tom de voz corretos são elementos essenciais da empatia!

Explore os diferentes aspectos da escuta que cada um gostaria de receber, principalmente:

A proximidade correta

Pergunte à criança qual é a proximidade correta para ela, aquela em que ela se sente mais confortável. Ajustar-se finamente às necessidades dela é uma arte. Cada um tem suas

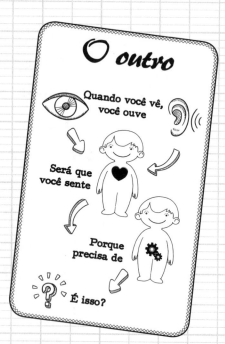

preferências: ora gostamos de ser abraçados, ora preferimos a distância!

A postura e o olhar

Como é que cada um se coloca para escutar o outro? Experimentem diferentes posições e olhares, e dividam suas respectivas experiências.

Exemplo

O outro está sentado diante de nós, de lado, um pouco para o lado; ele olha para nós, olha para o tablet, arregala os olhos... De acordo com esses vários aspectos, como nos sentimos?

 Muitas crianças ficam paralisadas, aterrorizadas com um olhar desdenhoso, com olhares severos, com uma postura imponente...

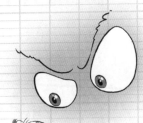

O tom da voz e a atenção

De acordo com o tom de voz e a atenção do ouvinte, como nos sentimos?

O outro:
○ Fala em tom irritante.
○ Fala ao mesmo tempo que nós.
○ Quer estar certo.
○ Fala suavemente.
○ Aconselha-nos.
○ Deixa que nos expressemos.
○ Quer nos convencer.
○ Nos diz o que ele compreendeu do que acabamos de dizer.
○ Outros.

Marque as atitudes de que você gosta!

Exercícios de empatia

Repita com a criança algumas cenas de conflitos que ela vivenciou. Ela conta e você, com a marionete girafa, oferece-lhe empatia; para tanto, varie suas posturas, seu tom de voz, pratique a empatia ora com palavras e ora em silêncio, por meio de sua simples presença atenta.

Pergunte-lhe de que palavras, posturas, tom, olhares ela mais gostou...

Depois, inverta os papéis: é a vez de a criança praticar a empatia com você, silenciosa ou verbal, a partir de uma situação **fictícia**. Um pai/mãe/educador não sobrecarrega a criança com o peso de suas reais dificuldades!

Pinte esta frase:

A empatia não tem nada a ver com se deixar levar!

Um dos principais fundadores das neurociências afetiva e social, Allan Schore, mostrou que o desenvolvimento do córtex orbitofrontal da criança depende muito da empatia e do apoio de seu entorno: se este é benevolente, a criança será capaz de desenvolver melhor seu senso moral e suas capacidades de amar, de regular suas emoções, de tomar decisões e de dar empatia.

Por outro lado, se uma criança com menos de 7 anos de idade não receber uma acolhida e uma compreensão de suas emoções, ela terá mais chances de desenvolver depressão, agressividade, ansiedade e terá problemas para criar laços emocionais estáveis.

Inspiração: Dra. Catherine Gueguen

A gratidão

A apreciação é a vitamina do crescimento de uma criança e de um adolescente.

Gratidão é saborear um gesto, maravilhar-se diante de uma ação que alguém tomou e que nos fez bem e manifestá-lo!

Junto com a criança crie um cartão de gratidão

Exemplo

Quando você pôs a mesa, isso me ajudou a me refazer depois do meu dia de trabalho. Estou feliz e leve com isso.

Anote 3 agradecimentos por 3 atos realizados por cada um de seus filhos.

Aproveite o tempo para saborear cada ato e cada agradecimento.

Círculo de gratidão

Use os cartões de sentimentos e de necessidades cocriados.

Uma vez por semana, e com frequência em caso de dificuldades, faça um círculo de gratidão em família ou em sala de aula. Cada um agradece a si mesmo ou aos outros, usando os cartões correspondentes à sua experiência agradável e às suas necessidades satisfeitas.
Combine as modalidades de funcionamento:

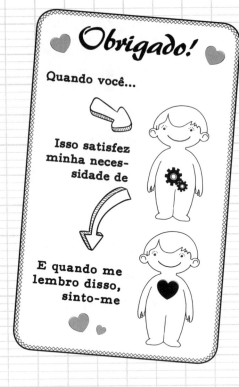

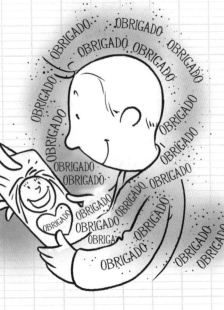

tempo de uso da palavra, número de agradecimentos, formas de expressão: com palavras, com uma canção, com um desenho... Aquele(a) que recebe o agradecimento tem tempo para saborear, em seu corpo e em seu coração.

Variantes

Tudo junto e misturado
Material: folha de papelão grande, revistas, fotos, cola. Durante uma rodada de gratidão, cada um ilustra seu agradecimento escrevendo suas palavras na folha e colando fotos e/ou imagens. Pendure-a na parede. Vê-la aumentará a autoestima de cada um e permitirá que aprecie mais uma vez a beleza vivida.

Pote
Criem juntos um pote de gratidão. Em um pedaço de papel, cada um escreve um agradecimento, nomeando seus sentimentos e suas necessidades satisfeitas (desenhos para as crianças menores); então coloca o papel no pote. De tempos em tempos um papel é retirado e lido em voz alta; isso é muito benéfico antes de entrar em uma discussão delicada ou de tentar resolver um conflito.

Algumas propostas ou recomendações para fortalecer a cultura girafa

Criar um espaço de conexão

Instale um canto girafa: um lugar onde nos encontramos para momentos de escuta e de compartilhamento. Coloque o material CNV criado junto com as crianças lá. Designe uma poltrona de escuta e uma poltrona de expressão; nesta última, a criança se sentirá segura para falar, pois saberá que, se você se

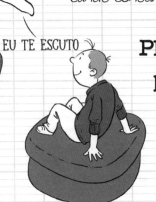

sentar na cadeira de escuta, adotará a atitude girafa. Ela verá que, se falar com você, você não estará escutando outra criança, descascando cenouras ou digitando em um tablet...

Planeje momentos de presença total com seus filhos
Dance a CNV

Habituem-se, dependendo do dia e do acordo mútuo, a praticar ora a assertividade, ora a empatia. Você descobrirá que a assertividade, se for expressa simplesmente para dizer suas necessidades, ou seja, sem expectativas em relação ao outro e sem opinião "ela deveria"... cria, tanto quanto a empatia, uma conexão humana entre as pessoas envolvidas.

Estabeleça modalidades de funcionamento claras para todos

Em vez de impor à criança que obedeça sob pena de punição, a vida em comum, conforme prevista na CNV, baseia-se na cooperação entre seres humanos equivalentes; para tanto, determinem juntos como irão funcionar.

Se você tiver de estabelecer um limite, faça-o com base naquilo que você valoriza (suas aspirações) e não em dogmas ou ideias prontas.

Exemplos
Quando se recusa a estudar, fico preocupad(a) porque quero que você esteja equipado para a sua vida futura.
E não: Você tem de estudar, simples assim, ponto-final!
Quando você briga com alguém mais novo do que você, fico chateado porque quero ter certeza de que lhe ensinei a respeitar os outros.
E não: É muito feio brigar!

Se por acaso tiver de decidir por uma punição,
a) Lembre-se da importância destes 3 R: Respeitosa, Razoável e em Relação com o ato, para evitar outros 3 R: Revanche, Recuo, Ressentimento.
Não façamos como essa professora que bate em uma criança de 12 anos porque ela acabou de maltratar uma criança de 8 anos.
A professora dá um tapa e diz, sem perceber a enormidade de suas palavras: Isso vai ensiná-lo a não bater em alguém menor do que você!

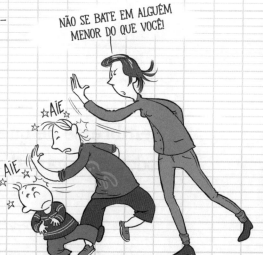

b) Tranquilize a criança sobre sua apreciação incondicional.
Eu aprecio você/eu amo você porque você é VOCÊ, com seu falatório em sala de aula, com sua nota baixa em matemática, com seu quarto bagunçado...

De um modo geral, é vital lembrar a uma criança o seu valor, bem como o amor/o apreço que temos por ela; isso é importante nos momentos de paz, mas é essencial quando o comportamento dela nos irritou! Isso mantém a solidez de nosso vínculo com a criança, e ao mesmo tempo a ajuda a se desenvolver, porque ela manterá sua autoconfiança.

> **Escreva aqui** como, dependendo do contexto, você expressaria seu amor/apreciação pela criança. Para ajudá-lo, pense no que gostaria de ter ouvido quando era mais jovem.
>
> ....
> ....
> ....
> ....
> ....
> ....

Lembre-se de que a CNV não é praticada em todos os lugares!

Se você estiver introduzindo a CNV em sua sala de aula ou em sua família, lembre-se de que ela não está presente em todos os lugares frequentados pelas crianças, o que pode ser uma experiência desconfortável para elas. Elas irão então preferir os lugares onde um diálogo compreensivo prevalece sobre as punições. Explique-lhes que, dependendo das pessoas, os hábitos de vida variam e que algumas delas conhecem apenas a linguagem chacal. Treine a criança para imaginar seu escudo, para não ser influenciada pelo que dizem dela, para conhecer sua experiência e suas necessidades e para ousar se posicionar: Não, eu não concordo porque minha necessidade é...

Ajude-a então a traduzir os julgamentos do outro em sentimentos/necessidades.

Seja estável e persistente em suas práticas

Quando transformamos nossa linguagem e nosso modo de estar em relação, nossos próximos ficam surpresos, e até mesmo debochados: que estranho, você não fala mais como antes... Às vezes é doloroso viver isso, porque, por um lado, precisamos de encorajamentos pelos nossos esforços de benevolência e, por outro, aqueles que nos cercam não estão necessariamente convencidos da sinceridade de nossas intenções ou do poder transformador da CNV. Lembre-se de que a agressividade ou o cinismo são sinais de desconforto de alguém que se sente desestabilizado ou ultrapassado.

Aqui estão algumas dicas para apoiar sua prática em meio aos obstáculos.

1) Lembre-se de que a intenção de benevolência é mais importante do que as palavras! E assim, se o clima circundante tende ao chacal, não mude sua maneira usual de falar, mas, em silêncio, pratique interiormente o processo, por algum tempo.

A benevolência da CNV se instala em meu coração, antes de qualquer palavra.

Pinte essa frase

2) No início, se possível, pratique as 4 etapas de maneira formal; elas são chamadas de **frases muletas**, para sinalizar sua função temporária de aprendizagem. Esta não é uma linguagem telefônica para ser usada por toda a vida!
Mas, assim que se tornar mais fluida para você, expresse as coisas como uma **girafa invisível**, ou seja, evitando as palavras **será que você está se sentindo assim porque precisa de...** e preferindo frases como: **será que você está assim... porque prefere quando...**

3) Fora do seu contexto habitual de vida, alimente suas necessidades de suporte em sua aprendizagem da CNV: crie um grupo de prática **girafa**, peça a um amigo uma escuta compreensiva, se necessário.

Algumas perguntas de professores ou de pais

Como manter a calma diante de uma criança que está agitada ou se recusa a obedecer?

É essencial criar com as crianças um clima de confiança que, pouco a pouco, as levará a EXPRESSAR seus humores, em vez de MANIFESTÁ-LOS COM AÇÕES.

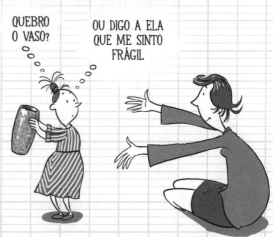

Lembre-se de que uma criança, mesmo que se recuse a obedecer, é um ser humano, com sentimentos desconfortáveis e necessidades insatisfeitas; e que o objetivo na CNV é promover a conexão e a harmonia. Para tanto, temos uma caixa com 4 ferramentas.

➜ **1) Autoempatia:** para evitar reações bruscas, faça uma pausa, respire e escute sua experiência e suas necessidades.

➜ **2) Assertividade:** afirme-se, a favor de suas necessidades e não contra o outro.

➜ **3) Empatia:** acolha a experiência e adivinhe as necessidades do outro.

Se você for sincero, isso o acalmará tanto quanto aquele que a recebe! Dito isso, em um primeiro momento, sua empatia às vezes pode dar a impressão de que está piorando uma situação: se for este o caso, é porque a criança tem um **saco de mágoas para esvaziar** e porque está começando a fazê-lo, graças à sua escuta.

Portanto, se possível, escute camada por camada a dor que está jorrando.

Porque, se tocar o fundo dessa dor sem ser repreendida ou negada, a criança pouco a pouco recuperará a calma.

A neurociência afetiva revela que, quando um adulto permanece calmo e acalma uma criança, isso beneficia o adulto, a criança e as outras crianças ao redor.

➡ **4) Apreciação positiva:** quando você vê a beleza no outro, ela cresce.

Como lidar com uma criança mentirosa?

Se pensarmos: **Essa criança é mentirosa**, fazemos dela uma **imagem de inimigo**, julgamos, perdemos a paciência e a criança vai percebê-lo e dizer a si mesma que fez **algo errado**. Ela

pode então agravar seu comportamento e nele se enredar...
(lembre-se de quando você mente para si mesmo...) Portanto,
é difícil, é essencial se esforçar para ver a **beleza** da criança:
a beleza são os sentimentos e as necessidades que a levam a
agir assim: uma criança que mente muitas vezes sente medo
e precisa se proteger de certas consequências... Tomar consciência da rapidez de nossos julgamentos e refreá-los, conec-
tando-nos aos sentimentos/necessidades da criança, já muda
a atmosfera, mesmo que não digamos uma palavra.

Marshall Rosenberg dizia: Um mentiroso, isso não existe, é simplesmente um ser humano, com sentimentos e necessidades!

Como lidar com uma criança que não fala?

Não falar é uma forma de comunicação: não podemos não
nos comunicar. Uma criança que não fala tem sentimentos e
necessidades, mas não consegue expressá-los: talvez precise se
proteger, ter confiança, conhecer a si mesma ou encontrar as palavras certas?
Nomear em voz alta os sentimentos e as necessidades
que imaginamos que a criança talvez esteja vivenciando pode
ajudá-la a se conhecer e a se abrir, desde que isso seja feito

na forma de perguntas e não de afirmações. Será que você está se sentindo, será que está...?

Alguns professores sugerem descobrir o clima interior: os alunos escolhem cartões de sentimentos e de necessidades para dizer o que estão sentindo e para tomar consciência das experiências das outras crianças. Eles gostam tanto dessa prática que chegam a sugeri-la aos professores, em caso de dificuldades.

Como lidar com uma criança que perturba a paz?

O ideal seria nunca deixar de lado uma criança; para tanto, se possível, estabeleça um lugar (ou momentos) de liberação, para que ela não se sinta excluída.
Mas se você decidir separar uma criança agitada das outras, explique-lhe que é para manter a paz, mas não para puni-la; se possível, dê-lhe empatia antes de se afirmar: Entendo sua necessidade de desabafar, as aulas são longas e você está farta! E como sabe, da minha parte, eu preciso de paz para ensinar.

Para concluir...

Encerramos este caderno com nossos 3 credos, para que eles inspirem ao longo do tempo seu compromisso com a atitude girafa.

1. É do autocuidado que vem o cuidado com os outros.

2. Guiar a criança para o acolhimento de suas experiências e para a descoberta de suas aspirações permite que ela se torne o ator principal de sua vida.

3. Se quisermos embelezar e purificar o mundo, vamos ajudar as crianças a permanecerem conectadas aos seus sentimentos e aos seus impulsos de vida.

Sentimentos experimentados quando nossas necessidades são satisfeitas
à vontade, aberto, admirado, admirativo, alegre, aliviado, amoroso, animado, apaixonado, apaziguado, atônito, atraído, audacioso, aventureiro, bem-disposto, brincalhão, calmo, caloroso, cativado, centrado, compartilhado, compassivo, concentrado, confiante, contente, curioso, desafogado, descansado, descontraído, desperto, despreocupado, determinado, divertido, eletrizado, em expansão, em harmonia, emocionado, empolgado, encantado, encorajado, enérgico, energizado, engajado, entregue, entusiasmado, envolvido, espantado, esperançoso, estimulado, estupefato, exaltado, excitado, extasiado, exuberante, fascinado, feliz, festivo, forte, galvanizado, grato, imperturbado, implicado, impressionado, inebriado, inflamado, inspirado, interessado, intrigado, leve, livre, luminoso, maravilhado, motivado, nutrido, orgulhoso, otimista, pacífico, peralta, preenchido, próximo, radiante, realizado, receptivo, reconfortado, regalado, regenerado, relaxado, renovado, repousado, resplandecente, revigorado, saciado, satisfeito, seguro de si, seguro, sensibilizado, sensível, sereno, sossegado, surpreso, terno, tocado, tranquilizado, tranquilo, vibrante, vivificado vivo.

Sentimentos sentidos quando nossas necessidades não são satisfeitas
abalado, abatido, abismado, aborrecido, acuado, adormecido, aflito, afobado, agitado, alarmado, amargurado, amedrontado, angustiado, ansioso, apavorado, apreensivo, assustado, aterrorizado, atingido, atormentado, bloqueado, bravo, cansado, cético, chateado, comovido, confuso, consternado, contrariado, deprimido, derrotado, desamparado, desapontado, desconcertado, desconexo, desconfiado, desconfortável, descontente, desencantado, desencorajado, desesperado, desestabilizado, desligado, desmontado, desmoronado, desorientado, dilacerado, distante, dividido, doente, dolorido, enfurecido, enojado, envergonhado, envolvido, espantado, estressado, estupefato, esvaziado, exasperado, exausto, extenuado, faminto, fatigado, ferido, fora de si, frágil, frustrado, furioso, gelado, hesitante, horrorizado, impaciente, impotente, incerto, incomodado, inconveniente, incrédulo, indeciso, indiferente, infeliz, inquieto, insatisfeito, insensível, intrigado, irado, irritado, lacerado, magoado, mal-humorado, melancólico, na defensiva, nervoso, ofendido, oprimido, perdido, perplexo, perturbado, pesado, pessimista, preocupado, relutante, reservado, resignado, saturado, sedento, sem fôlego, sem vontade, sobrecarregado, sobrepujado, sombrio, sozinho, submerso, surpreso, tenso, triste, ultrapassado, vulnerável, zangado.

Palavras que devem ser banidas

Elas são a soma de um sentimento e um julgamento sobre o outro ou sobre si próprio:
abandonado, abusado, acuado, acusado, afastado, agredido, ameaçado, assaltado, assediado, atacado, caluniado, constrangido, criticado, culpado, depreciado, desconsiderado, desvalorizado, detestado, diminuído, dominado, empurrado, enganado, enjaulado, esmagado, estúpido, explorado, faltoso, forçado, humilhado, ignorado, imbecil, importunado, incapaz, incompetente, incompreendido, indesejável, indigno, inferiorizado, insultado, isolado, jogado, julgado, lamentável, largado, logrado, ludibriado, maltratado, manipulado, medíocre, menosprezado, não aceito, não acreditado, não amado, não ouvido, não visto, negligenciado, ofendido, pego em erro, perseguido, preso, provocado, refeito, rejeitado, reles, repudiado, ridicularizado, sem importância, sem valor, sob pressão, sufocado, sujo, tapeado, tolo, traído, usado, vencido, vexado, violado.

Algumas necessidades fundamentais
Subsistência: respirar, beber, comer...
Segurança: segurança afetiva e material, conforto, apoio, cuidados...
Liberdade: autonomia, independência, espontaneidade, escolha de sonhos, valores, objetivos...
Lazer: extravasar, brincar...
Identidade: concordância com seus valores, autoafirmação, pertencimento, autenticidade, autoconfiança, autoestima e respeito por si/pelo outro, evolução, integridade...
Participação: cooperação, concertação, cocriação, conexão, expressão, interdependência, contribuição para o bem-estar, para o autodesenvolvimento e o desenvolvimento do outro, para a vida...
Relacionais: aceitação, pertencimento, atenção, comunhão, companhia, contato, intimidade, compartilhamento, proximidade, amor, afeição, calor humano, honestidade, sinceridade, respeito, ternura, confiança, comunicação, harmonia, reconforto...
Autorrealização: autoexpressão, evolução, aprendizado, realização de seu potencial, criatividade...
Sentido: clareza, compreensão, discernimento, orientação, significação, transcendência, unidade, sentido...
Celebração: apreciação, compartilhamento das alegrias e das tristezas, ritualização, gratidão...
Espiritualidade: beleza, inspiração, paz, transcendência...

Acesse a coleção completa em

livrariavozes.com.br/colecoes/caderno-de-exercicios

ou pelo Qr Code abaixo

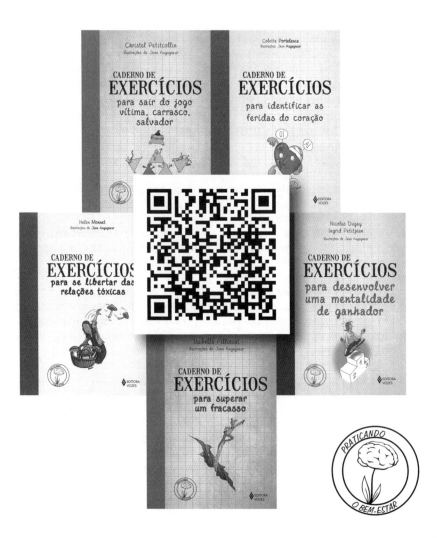